孙德仁
小儿推拿大图册

脾胃同养，不积食、消化好

中华中医药学会少儿推拿传承发展共同体主席
河东少儿推拿流派传承人　　孙德仁　主编

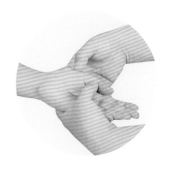 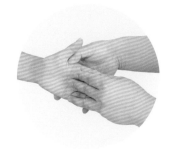 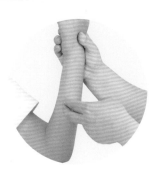

全国百佳图书出版单位
化学工业出版社
·北京·

编写人员名单

孙德仁　王秋生　米　新　张莎莎　张淑贤　张鹏飞

杨晓红　杨　锐　陈博睿　梁晓阳　鲁妍禛　魏　萌

图书在版编目（CIP）数据

孙德仁小儿推拿大图册. 脾胃同养，不积食、消化好 /
孙德仁主编 . —北京：化学工业出版社，2020.7（2025.2重印）
　ISBN 978-7-122-36644-3

　Ⅰ.①孙… 　Ⅱ.①孙… 　Ⅲ.①中医儿科学-健脾-推拿-
图集②中医儿科学-益胃-推拿-图集　Ⅳ.① R244.15-64

　中国版本图书馆 CIP 数据核字（2020）第 080911 号

责任编辑：张　琼　高　霞　杨骏翼　　　　　装帧设计：悦然文化
责任校对：张雨彤

出版发行：化学工业出版社（北京市东城区青年湖南街 13 号　邮政编码 100011）
印　装：北京宝隆世纪印刷有限公司
787mm×1092mm　1/16　印张 3　字数 50 千字
2025 年 2 月北京第 1 版第 9 次印刷

购书咨询：010-64518888　　　　　　　售后服务：010-64518899
网　址：http://www.cip.com.cn
凡购买本书，如有缺损质量问题，本社销售中心负责调换。

定　　价：19.80元　　　　　　　　　　　　　　版权所有　违者必究

孩子健康快乐地成长，是每一位家长的心愿。但是在孩子呱呱落地到长大成人的过程中，又有许多家长为这样的问题备感焦虑：孩子不好好吃饭，个子也矮；季节变换的时候经常被感冒盯上；动不动就咳嗽，而且没完没了；时常嚷嚷着肚子疼，还拉肚子……

作为河东少儿推拿流派的传承人，我在数十年的工作实践中有了深刻的体会——孩子的生长发育、抗病能力，都和脾胃的功能密切相关。上面这些令许多孩子遭罪、让不少家长困惑的问题，都能够通过脾胃同养而轻松解决。脾胃好比是孩子身体内的粮仓，负责储藏供身体所需的粮食，并把这些粮食转化成营养物质，供孩子消化吸收。脾胃好的孩子，吃饭香、不积食、消化好，不容易被感冒、发热、腹泻等疾病盯上。但脾胃虚弱的孩子，就容易被自然界的邪气和不当饮食所伤。通过推拿手法的护理，使脾胃变得强健，孩子的健康就有了保障。

重视脾胃同养是河东少儿推拿流派的主要学术思想之一，并在临床实践中发挥了优势作用，其主要特色有以下几方面：

第一，对于吃饭不香、经常挑食的孩子，能够打开其胃口，让孩子吃饭香，消化好。

第二，对于经常感冒、咳嗽的孩子，能够提高其免疫力，让孩子身体变结实。

第三，对于一受凉就肚子疼的孩子，能够使其脾胃变得温暖，不再受疼痛折磨。

第四，独创了神阙静振法和消食、止泻等足部特效穴推拿法，调理多种小儿常见病。

基于脾胃同养对于孩子健康的重要性，我将多年来的实践经验汇集成书。在书中，针对孩子的常见病，给出有效的推拿处方；针对孩子的日常保健，给出科学合理的推拿方案。全书推拿方法简单、手法轻柔，家长们容易学，孩子也能愉快地接受推拿调理。

另外，还需要温馨提示各位家长：小儿推拿在孩子日常养护、防治疾病方面发挥了很重要的作用，但是如果孩子出现了急症，就应该马上到医院，并遵从医嘱治疗，同时可将药物治疗与推拿调理结合运用，从而更能增强疗效，加速治愈。

小儿推拿是孩子健康的守护神，每一位家长都是孩子最好的推拿调理师。最后，衷心祝愿每一位孩子能够在爸爸妈妈的关爱下，能够在小儿推拿的佑护下快乐无忧地成长！

孙德仁

庚子年初春

小儿常见问题
对症推拿调理

吃饭不香

吃饭不香是指孩子在较长一段时间里饭量减少，甚至不思饮食，并逐渐出现身体消瘦。本病多由喂养方式不当或过度喂养造成，影响到孩子脾胃的运化功能，出现食欲缺乏。推拿调理以健脾和胃、促进消化吸收为主要原则。

推拿治疗方法　补脾经 100 次 ▶ 按揉中脘 50 次 ▶ 揉板门 100 次 ▶ 按揉脾俞 100 次

特效推拿方

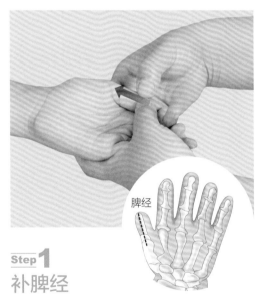

脾经

Step 1
补脾经

[原理] 健脾和胃。

[取穴] 拇指桡侧缘指尖到指根成一直线。

[操作] 用拇指指腹①从孩子拇指尖向指根方向直推脾经 100 次。

[频率] 1 分钟内完成。

① 指腹操作通常针对小儿身体一些面积较大的穴位或部位，指端操作通常针对小儿身体一些面积较小的穴位或部位。

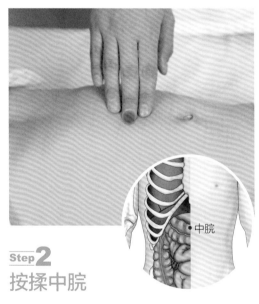

中脘

Step 2
按揉中脘

[原理] 健脾养胃，行气除胀。

[取穴] 肚脐上 4 寸，当剑突下至脐连线的中点。

[操作] 用中指指端按揉中脘穴 50 次。

[频率] 1 分钟完成。

Tips ▶ 增强孩子食欲，首先要建立良好的饮食习惯，譬如平时少吃零食，不偏食，少吃高糖、高蛋白食物，吃饭定时，不让孩子边吃边玩。

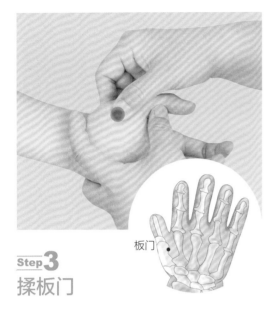

Step3
揉板门

[原理] 消积食。

[取穴] 手掌大鱼际中央最高点。

[操作] 用拇指指端揉板门穴100次。

[频率] 1分钟内完成。

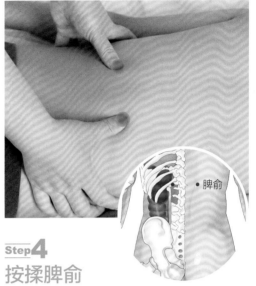

Step4
按揉脾俞

[原理] 健脾和胃,消食。

[取穴] 背部,第11胸椎棘突下,旁开
1.5寸,左右各一穴。

[操作] 用两手拇指指腹按揉双侧脾俞穴
100次。

[频率] 1分钟内完成。

上述四个穴位需要联合起来推拿,建议每天早晚各推拿1遍,手法要轻柔,连续
推3~7天就能见效。

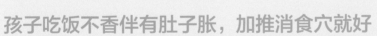

孩子吃饭不香伴有肚子胀,加推消食穴就好

吃饭不香的孩子,如果肚子胀胀的,就很有可
能是积食了。这种情况,可以加推河东流派独创的
足部特效穴消食穴,能够调理脾胃、消除腹胀。

推揉消食穴

[原理] 健脾胃,消积食。

[取穴] 位于足内侧缘,第一跖骨与内侧楔骨间,
太白穴(足内侧缘,第一跖骨小头后下方
凹陷处)与公孙穴(足内侧缘,第一跖骨
基底部前下方)成一带状区。

[操作] 用拇指指端推揉消食穴48次。

[频率] 1分钟内完成。

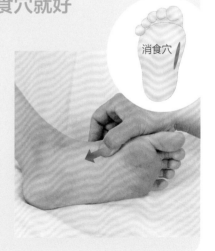

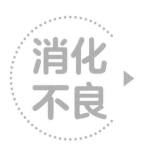

消化不良 ▶

小儿消化不良是儿科的常见病、多发病，大多数是因为饮食不当，喂养不合理或脾胃虚弱造成的。由于小孩子消化系统和神经系统还没有发育完善，很多孩子都会有消化不良的症状。若迁延不愈，或反复发作，就会导致小儿营养不良。

扫一扫，看视频

| 推拿治疗方法 | 补脾经100次 ➡ | 补大肠100次 ➡ | 揉板门100次 ➡ | 摩中脘100次 ➡ | 按揉足三里50次 |

特效推拿方

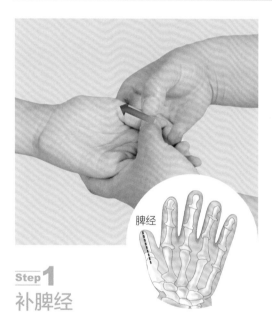

脾经

Step 1
补脾经

[原理] 强健脾胃，促进消化。

[取穴] 拇指桡侧缘指尖到指根成一直线。

[操作] 用拇指指腹从孩子拇指尖向指根方向直推脾经100次。

[频率] 1分钟内完成。

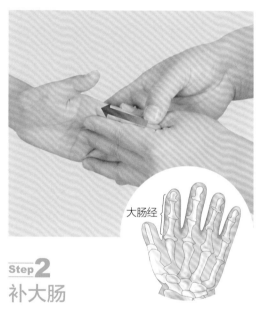

大肠经

Step 2
补大肠

[原理] 调理大肠，疏通肠腑气机，促进肠道代谢。

[取穴] 食指桡侧缘，从食指尖到虎口成一直线。

[操作] 用拇指指腹从孩子食指桡侧缘指尖直推向虎口100次。

[频率] 1分钟内完成。

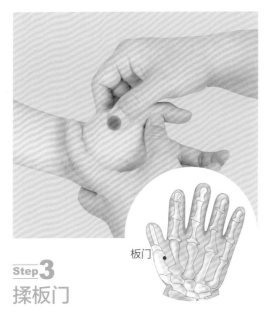

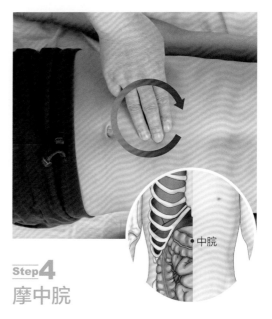

Step 3
揉板门

[原理] 健脾和胃，消食化滞。

[取穴] 手掌大鱼际中央最高点。

[操作] 用拇指指端揉板门穴100次。

[频率] 1分钟内完成。

Step 4
摩中脘

[原理] 健脾和胃，消食。

[取穴] 肚脐上4寸，当剑突下至脐连线的中点。

[操作] 用食、中、无名指三指并拢摩中脘穴100次。

[频率] 2分钟内完成。

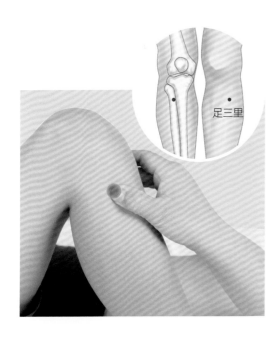

Step 5
按揉足三里

[原理] 强健脾胃，促进消化。

[取穴] 外膝眼下3寸，胫骨前嵴外1横指处，左右各一穴。

[操作] 用拇指指腹按揉足三里穴50次。

[频率] 1分钟内完成。

上述五个穴位需要联合起来推拿，建议每天早晚各推拿1遍，手法要轻柔，连续推2~3个月就能改善孩子消化功能。

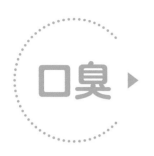

口臭 ▶

孩子口中酸臭，多与食积有关。胃的功能是腐化食物，小儿食积时，胃里的食物腐化完后不能及时被脾脏转化为水谷精微运送到全身，这时候，食积化火，胃中之气就会顺着食管上行，口气自然不好闻。推拿可以清除孩子的胃火，把口臭治好。

| 推拿
治疗方法 | 清补脾经
各 100 次 ▶ | 清胃经
100 次 ▶ | 按揉内劳宫
100 次 ▶ | 推揉消食穴
48 次 |

特效推拿方

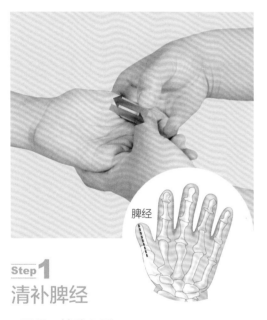

脾经

Step 1
清补脾经

[原理] 健脾和胃。

[取穴] 拇指桡侧缘指尖到指根成一直线。

[操作] 先用拇指指腹从孩子拇指尖向指根方向直推脾经 100 次，为补脾经；再用拇指指腹从孩子拇指根向指尖方向直推脾经 100 次，为清脾经。

[频率] 每分钟推 100 次，2 分钟内完成。

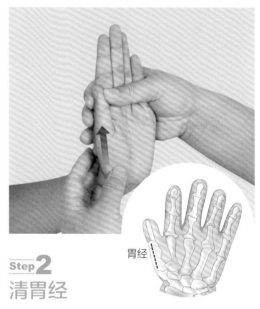

胃经

Step 2
清胃经

[原理] 调理孩子胃火过盛引起的口臭。

[取穴] 拇指第一掌骨桡侧缘。

[操作] 用拇指指腹从孩子大鱼际外侧缘掌根处直推向拇指根 100 次。

[频率] 1 分钟内完成。

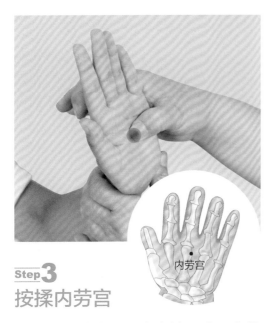

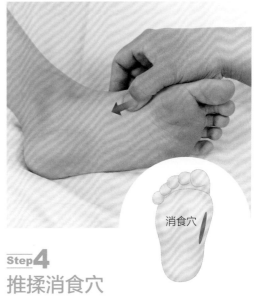

Step3
按揉内劳宫

[原理] 有清心火、安心神、除口臭的功效。

[取穴] 掌心，屈指时中指、无名指指尖之间中点。

[操作] 用拇指指端在内劳宫上按揉100次。

[频率] 1分钟内完成。

Step4
推揉消食穴

[原理] 消食化积，防口臭。

[取穴] 位于足内侧缘，第1跖骨与内侧楔骨间，太白穴与公孙穴成一带状区。

[操作] 用拇指指端推揉消食穴48次。

[频率] 1分钟内完成。

　　上述四个穴位需要联合起来推拿，建议每天早晚各推拿1遍，手法要轻柔，连续推3~7天就能见效。

特效食疗方

草莓汁：
清热去火，除口中异味

　　新鲜草莓80克洗净，去蒂；将处理好的草莓放入果汁机中打碎即可。每天午饭后饮用1小杯。

Tips ▶

　　多喝白开水，保持口腔湿润。夜晚睡眠时，唾液分泌减少，口腔相对干燥，细菌容易繁殖，第二天就会出现口臭。因此，想要预防晨起口臭，最重要的是保持口腔湿润。

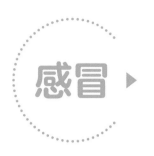

感冒 ▶

容易感冒

　　容易感冒是指孩子体质较弱、卫表不固、易患感冒的一种亚健康状态。孩子往往脾肺气虚，抗病能力弱，不能耐受风寒暑热，容易受外邪侵袭，稍微不慎，就会感冒。推拿调理以强健脾肺为主。

推拿治疗方法	补脾经 100 次 ▸	清补肺经 各 100 次 ▸	揉外劳宫 50 次 ▸	揉大椎 100 次 ▸	捏脊 3~5 次

特效推拿方

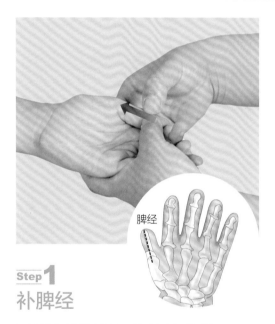

脾经

Step 1
补脾经

[原理] 健脾益胃，增强孩子体质。

[取穴] 拇指桡侧缘指尖到指根成一直线。

[操作] 用拇指指腹从孩子拇指尖向指根方向直推脾经 100 次。

[频率] 1 分钟内完成。

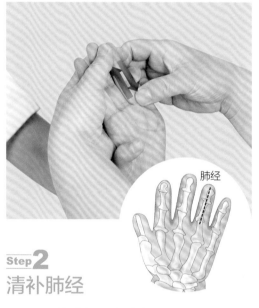

肺经

Step 2
清补肺经

[原理] 补肺气，清肺火。

[取穴] 无名指掌面指尖到指根成一直线。

[操作] 先用拇指指腹从孩子无名指指根向指尖方向直推为清肺经，100 次；再从指尖向指根方向直推为补肺经，100 次。

[频率] 每分钟推 100 次，2 分钟内完成。

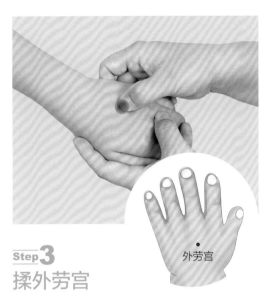

Step3
揉外劳宫

[原理] 帮助排出体内的寒湿，预防感冒。

[取穴] 孩子手背第 3、4 掌骨间。

[操作] 用拇指指端按揉孩子外劳宫 50 次。

[频率] 1 分钟内完成。

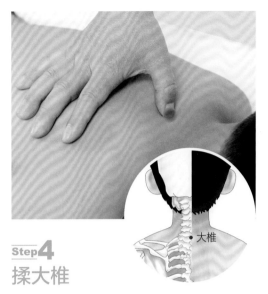

Step4
揉大椎

[原理] 增强体质，抵御外邪侵害。

[取穴] 后背正中线上，位于第 7 颈椎与
　　　　第 1 胸椎棘突之间。

[操作] 用拇指揉大椎穴 100 次。

[频率] 1 分钟内完成。

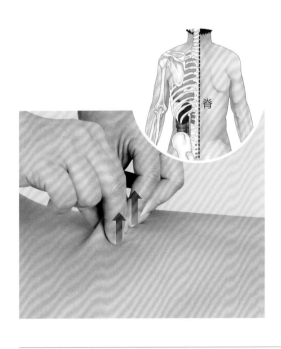

Step5
捏脊

[原理] 可强健孩子脾胃。

[取穴] 后背正中，整个脊柱，从大椎或
　　　　后发际至尾椎成一直线。

[操作] 用两手拇指与食指、中指二指相
　　　　对用力，自下而上提捏孩子脊旁
　　　　1.5 寸处，叫捏脊。捏脊通常捏
　　　　3~5 次，每捏三下将背脊皮肤提
　　　　一下，称为捏三提一法。

[频率] 2 分钟内完成。

　　上述五个穴位需要联合起来推拿，建议流感季节每天早晚各推拿 1 遍，手法要轻柔，能够防止孩子在流感季节被感冒盯上。

风寒感冒

用推拿的方法调理孩子感冒，首先要分清风寒感冒和风热感冒两大类型。根据症状的不同，我们再给孩子对症做推拿调理。

风寒感冒多发生在秋冬，孩子怕冷、发热、无汗，四肢关节酸痛，流清鼻涕，咳嗽，痰稀色白，舌苔薄白。调理以温阳散寒，解表发汗为主。

推拿 治疗方法	补脾经 100 次 →	推三关 100 次 →	清天河水 200 次 →	拿风池 50 次 →	揉肺俞 100 次

特效推拿方

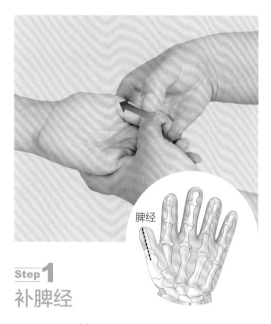

Step 1
补脾经

[原理] 温养脾胃，祛风散寒。

[取穴] 拇指桡侧缘指尖到指根成一直线。

[操作] 用拇指指腹从孩子拇指尖向指根方向直推脾经 100 次。

[频率] 1 分钟内完成。

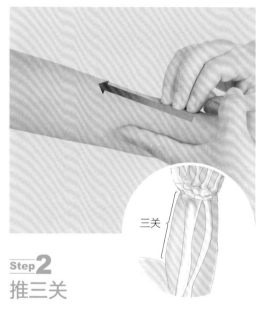

Step 2
推三关

[原理] 温阳散寒，发汗退热。

[取穴] 前臂桡侧（以手掌为例，靠拇指一侧称为桡侧），腕横纹至肘横纹成一直线。

[操作] 食、中、无名指三指并拢，自腕向肘推三关 100 次。

[频率] 1 分钟内完成。

Tips ▶ 推拿完之后，居家养护也很关键。在孩子身体恢复阶段，不要带孩子到公共场合，避免再次受凉，重复感染。

孙德仁小儿推拿大图册：脾胃同养，不积食消化好

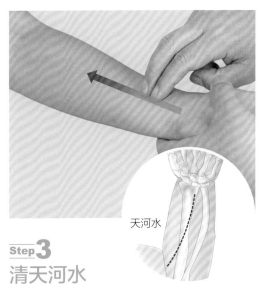

天河水

Step3
清天河水

[原理] 清热解表，主治外感发热。

[取穴] 前臂正中，总筋至曲泽（腕横纹至肘横纹）成一直线。

[操作] 用食、中二指指腹自腕向肘直推天河水 200 次。

[频率] 每分钟推 100 次，2 分钟内完成。

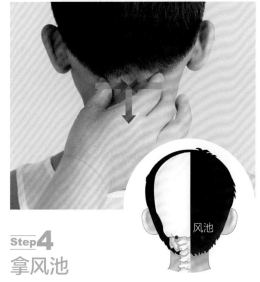

风池

Step4
拿风池

[原理] 疏风散寒，发汗解表。

[取穴] 乳突后方，项后枕骨下大筋外侧凹陷中。

[操作] 用拇、食二指相对用力拿捏两侧风池穴 50 次。

[频率] 1 分钟内完成。

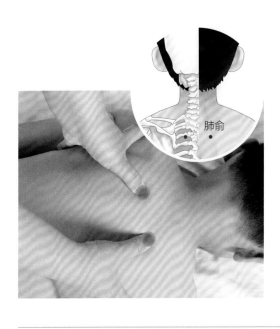

肺俞

Step5
揉肺俞

[原理] 宣通肺气，缓解咳嗽。

[取穴] 背部，第 3 胸椎棘突下，旁开1.5 寸。

[操作] 用两手拇指指腹按揉双侧肺俞穴100 次。

[频率] 1 分钟内完成。

上述五个穴位需要联合起来推拿，建议每天早晚各推拿 1 遍，手法要轻柔，连续推 3~5 天就能见效。如果在推拿 5 天后，症状没有好转，就需要到医院就医。

风热感冒

宝宝风热感冒多发生于春季、初夏和初秋，是感受风热邪气引起的常见病。推拿调理风热感冒的关键在于清肺泻热。

风热感冒有一个很大的特点，就是孩子发热但不怕冷，微微有汗，并伴有头痛、鼻塞、流黄鼻涕等。通过做推拿，可以清理宝宝体内肺热，调理感冒。

> **推拿治疗方法**　清肺经 200 次 ➡ 揉小天心 100 次 ➡ 清天河水 200 次 ➡ 运太阳 100 次

特效推拿方

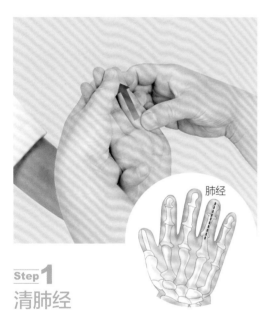

Step 1
清肺经

[原理] 清肺热，宣肺止咳。

[取穴] 无名指掌面指尖到指根成一直线。

[操作] 用拇指指腹从孩子无名指指根向指尖方向直推肺经 200 次。

[频率] 2 分钟内完成。

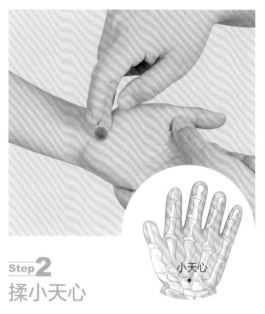

Step 2
揉小天心

[原理] 清热。

[取穴] 手掌大小鱼际交界处凹陷中。

[操作] 用中指指端揉小天心 100 次。

[频率] 1 分钟内完成。

Tips ▶　孩子患风热咳嗽时，可以吃冬瓜汤、炒丝瓜、炒藕片、炒苦瓜等，这些食物有助于去火、消内热、止咳；应少吃上火的食物，如羊肉、鸡肉等。

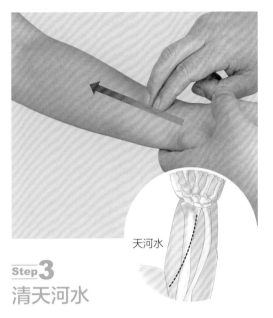

天河水

Step 3
清天河水

[原理] 清热解表，主治外感发热。

[取穴] 前臂正中，总筋至曲泽（腕横纹至肘横纹）成一直线。

[操作] 用食指、中指指腹自腕向肘直推天河水200次。

[频率] 2分钟内完成。

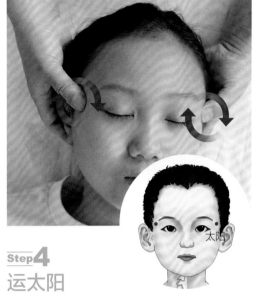

太阳

Step 4
运太阳

[原理] 调理风热感冒伴随头痛。

[取穴] 眉梢和外眼角连线中点后的凹陷处。

[操作] 用两手拇指指端向耳方向运孩子两侧太阳穴100次。

[频率] 1分钟内完成。

　　上述四个穴位需要联合起来推拿，建议每天早晚各推拿1遍，手法要轻柔，连续推3~7天就能见效。如果在推拿7天后，症状没有好转，就需要到医院就医。

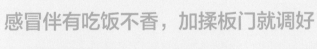

感冒伴有吃饭不香，加揉板门就调好

　　有的孩子感冒时，伴有不想吃饭或吃饭不香的症状。这种情况不仅要调理感冒，还要提高孩子消化功能，加揉板门穴就可以打开孩子胃口。

揉板门

[原理] 健脾和胃，消食化积。

[取穴] 手掌大鱼际中央最高点。

[操作] 用拇指指端揉板门穴100次。

[频率] 1分钟内完成。

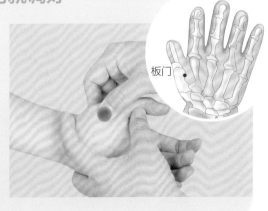

板门

暑湿感冒

暑湿感冒夏季较为多见，又称胃肠型感冒。夏天气温高，因为要散热，孩子皮肤上的毛孔处于开泄状态，这时候如果进入温度过低的房间、直接喝刚从冰箱里拿出来的冷饮等都会使皮肤毛孔闭合，寒湿气附着在身体上就容易出现发热、头痛、腹泻、全身乏力等症状。推拿调理以健脾和胃、祛湿为主。

推拿治疗方法	清脾经 100 次 ➡	按揉膻中 100 次 ➡	揉天枢 100 次 ➡	按揉脾俞 100 次

特效推拿方

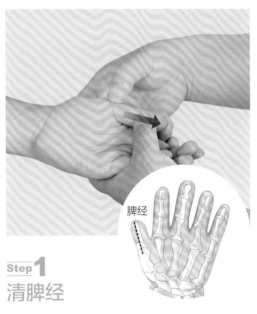

脾经

Step 1
清脾经

[原理] 清热利湿，化痰止咳。

[取穴] 拇指桡侧缘指尖到指根成一直线。

[操作] 用拇指指腹从孩子拇指根向指尖方向直推脾经 100 次。

[频率] 1 分钟内完成。

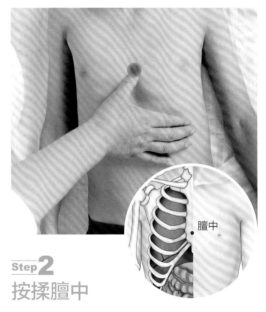

膻中

Step 2
按揉膻中

[原理] 理气和中，化痰止逆。

[取穴] 两乳头连线的中点。

[操作] 用拇指指腹在孩子膻中部位按揉100 次。

[频率] 1 分钟内完成。

孙德仁小儿推拿大图册：脾胃同养，不积食消化好

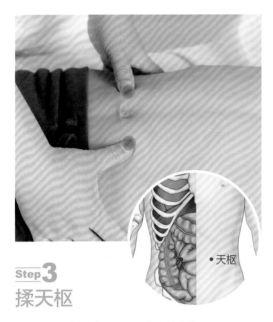

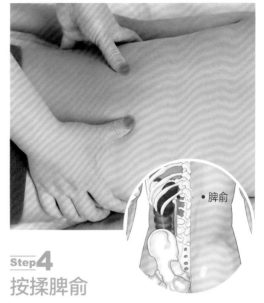

Step3
揉天枢

[原理] 疏调大肠，理气助消化。

[取穴] 肚脐旁开两寸，左右各一穴。

[操作] 用两手拇指指腹揉双侧天枢穴100次。

[频率] 1分钟内完成。

Step4
按揉脾俞

[原理] 健脾和胃，帮助消化。

[取穴] 背部，第11胸椎棘突下，旁开1.5寸，左右各一穴。

[操作] 用两手拇指指腹按揉双侧脾俞穴100次。

[频率] 1分钟内完成。

上述四个穴位需要联合起来推拿，建议每天早晚各推拿1遍，手法要轻柔，连续推3~5天就能见效。如果在推拿5天后，症状没有好转，就需要到医院就医。

夏天孩子吹空调，如何预防感冒？

孩子在进入空调房前，先让孩子缓一缓，将身上的汗发散一下，然后再进去。这样会防止湿气闭塞在体内，能够有效预防感冒。

特效食疗方

**荷叶冬瓜粥：
健脾祛湿治感冒**

新鲜荷叶2张，洗净后煎汤500毫升，过滤后取汁备用；冬瓜250克去皮，切成小块；砂锅内加水，烧开，加入粳米30克、冬瓜块，待粥熟时，加入荷叶汁即可。让孩子早晚服用。

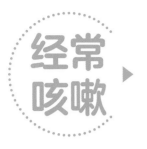

经常咳嗽

咳嗽是孩子常见的一种症状，一年四季均可发病，冬春季节尤其多见。中医认为，感冒容易引发咳嗽，这需要在调理感冒的同时，也要止咳；另外孩子的脾和肺受到外邪侵袭，也会诱发咳嗽，这种咳嗽通常不伴随感冒症状，如果处理不好，外邪就会留在里面，可能引发孩子身体的其他问题。一旦孩子出现了咳嗽症状，父母不要盲目给孩子吃药，可以给孩子做推拿调理，起到健脾补肺、止咳化痰的功效。

| 推拿
治疗方法 | 清补肺经
各 100 次 ➡ | 补脾经
100 次 ➡ | 顺运内八卦
200 次 ➡ | 推膻中
100 次 |

特效推拿方

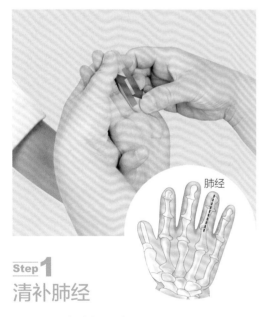

肺经

Step 1
清补肺经

[原理] 补肺气，清肺火。

[取穴] 无名指掌面指尖到指根成一直线。

[操作] 先用拇指指腹从孩子无名指指根向指尖方向直推为清肺经，100 次；再从指尖向指根方向直推为补肺经，100 次。

[频率] 每分钟推 100 次，2 分钟内完成。

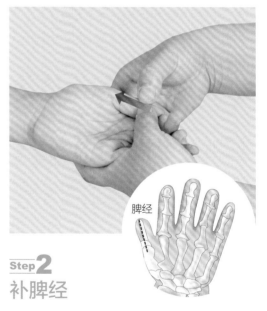

脾经

Step 2
补脾经

[原理] 强健脾胃，预防感冒咳嗽。

[取穴] 拇指桡侧缘指尖到指根成一直线。

[操作] 用拇指指腹从孩子拇指尖向指根方向直推脾经 100 次。

[频率] 1 分钟内完成。

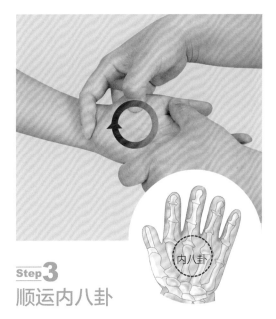

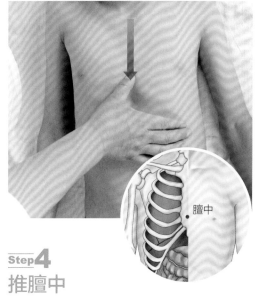

Step 3
顺运内八卦

[原理] 宽胸理气，止咳化痰。

[取穴] 手掌面，以掌心为圆心，以圆心至中指根横纹内 2/3 和外 1/3 交界点为半径画一圆，内八卦即在此圆上。

[操作] 用拇指指端沿出虎口方向运内八卦 200 次。

[频率] 2 分钟内完成。

Step 4
推膻中

[原理] 理气宽胸，止咳化痰。

[取穴] 两乳头连线的中点。

[操作] 用拇指桡侧缘自天突向下直推至膻中 100 次。

[频率] 2 分钟内完成。

上述四个穴位需要联合起来推拿，建议孩子咳嗽时每天早晚各推拿 1 遍，手法要轻柔，连续推 3~7 天就能见效。孩子正常情况下，经常推拿这些穴位，也有保健作用。

孩子久咳不止怎么办？加揉止咳穴

止咳穴是河东流派少儿推拿的特色穴位，推拿该穴位有镇咳化痰的功效，对于调理各种原因引起的咳嗽都有益处。

推揉止咳穴

[原理] 镇咳化痰。

[取穴] 位于足背，足大趾跖骨外侧，行间穴（在足背，第一、第二趾间，趾蹼缘后方赤白肉际处）与太冲穴（足背侧，第一、二跖骨结合部前凹陷处）成一带状区。

[操作] 用拇指推揉孩子止咳穴 100 次。

[频率] 1 分钟内完成。

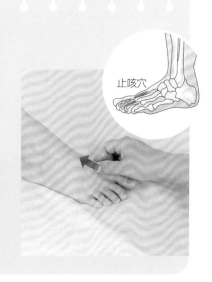

发热 ▶

食积发热

扫一扫，看视频

　　如果孩子在发热的同时舌苔厚，肚子胀得像小西瓜，不解大便，不让摸肚子，一摸就不舒服，基本可以断定孩子发热是食积引起的。孩子的脾胃有积食，身体就得调动正气去消化这些多余的食物，在肌表起守卫作用的正气力量就会被削弱，从而受到风寒、风热等邪气的侵袭。所以，食积是孩子发热的常见原因之一。调理孩子食积发热，可以用推拿的方法消积退热。

推拿治疗方法	清脾经 100 次 ▶	清胃经 100 次 ▶	清肺经 200 次 ▶	揉板门 100 次 ▶	逆运内八卦 50 次

特效推拿方

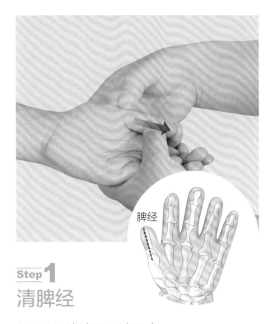

脾经

Step 1
清脾经

[原理] 清脾胃，消积食。

[取穴] 拇指桡侧缘指尖到指根成一直线。

[操作] 用拇指指腹从孩子拇指指根向指尖方向直推脾经 100 次。

[频率] 1 分钟内完成。

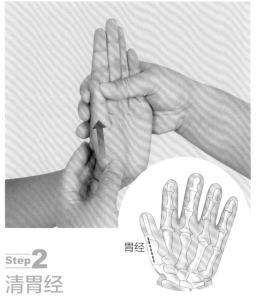

胃经

Step 2
清胃经

[原理] 调理孩子胃火过盛引起的发热。

[取穴] 拇指第一掌骨桡侧缘。

[操作] 用拇指指腹从孩子大鱼际外侧缘掌根处直推向拇指根 100 次。

[频率] 1 分钟内完成。

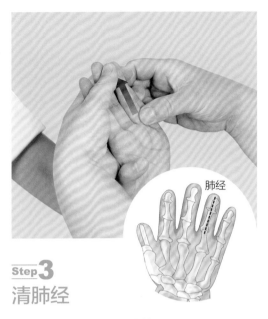

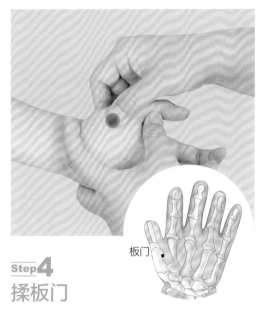

Step3
清肺经

[原理] 清肺火，泻肺热。

[取穴] 无名指掌面指尖到指根成一直线。

[操作] 用拇指指腹从孩子无名指指根向指尖方向直推肺经 200 次。

[频率] 2 分钟内完成。

Step4
揉板门

[原理] 健脾和胃，促进消化。

[取穴] 手掌大鱼际中央最高点。

[操作] 用拇指指端揉板门穴 100 次。

[频率] 1 分钟内完成。

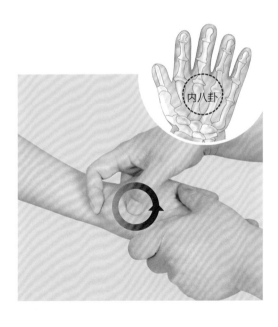

Step5
逆运内八卦

[原理] 消食退热，强健脾胃。

[取穴] 手掌面，以掌心为圆心，以圆心至中指根横纹内 2/3 和外 1/3 交界点为半径画一圆，内八卦即在此圆上。

[操作] 用拇指指端沿入虎口方向运内八卦穴 50 次。

[频率] 1 分钟内完成。

上述五个穴位需要联合起来推拿，建议每天早晚各推拿 1 遍，手法要轻柔，一般的发热连续推 3 天就能见效。如果在调理过程中，体温持续超过 38.5℃，就要立刻到医院诊治。

外感发热

发热是由于各种病因引起产热过多或散热障碍所导致。孩子体质比较弱、抗病邪能力不足，加上自己不会根据冷热添减衣物，父母护理不当的话，最容易感受风寒，从而诱发感冒，导致发热。孩子外感发热，常见症状有：身热、怕冷、头痛、鼻塞、流涕等。推拿调理以清热解表为主。

推拿治疗方法	推三关 100 次	➡	清肺经 100 次	➡	揉外劳宫 50 次	➡	掐揉二扇门 5 次

特效推拿方

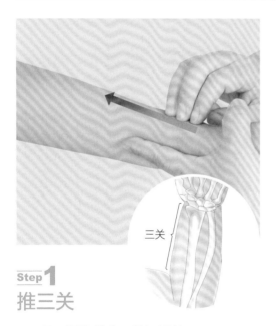

三关

Step 1
推三关

[原理] 温阳散寒，发汗退热。

[取穴] 前臂桡侧（以手掌为例，靠拇指一侧称为桡侧），腕横纹至肘横纹成一直线。

[操作] 食、中、无名指三指并拢，自腕向肘推 100 次。

[频率] 1 分钟内完成。

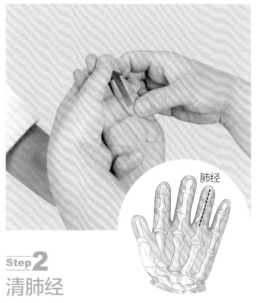

肺经

Step 2
清肺经

[原理] 清肺热，调理因感冒导致的发热。

[取穴] 无名指掌面指尖到指根成一直线。

[操作] 用拇指指腹从孩子无名指根部向指尖方向直推 100 次。

[频率] 1 分钟内完成。

Tips ▶ 发热时一定要及时补充水分，以免孩子脱水。高热不退时一定要去医院诊治，推拿只是一种辅助治疗手段。

孙德仁小儿推拿大图册：脾胃同养，不积食消化好

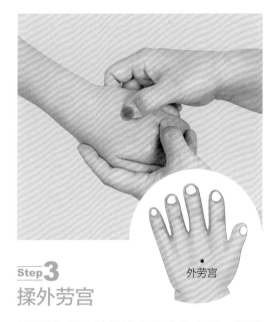

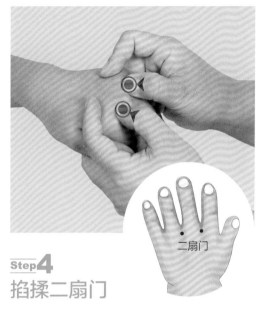

Step 3
揉外劳宫

[原理] 帮助孩子排出体内的寒湿，调理
外感发热。

[取穴] 孩子手背第 3、4 掌骨间。

[操作] 用拇指指端按揉孩子外劳宫
50 次。

[频率] 1 分钟内完成。

Step 4
掐揉二扇门

[原理] 发汗解表、退热。

[取穴] 掌背中指根本节两侧凹陷处。食
中二指交界处为一扇门，中指与
无名指交界处为二扇门。

[操作] 用两手拇指指端掐揉二扇门 5 次。

[频率] 1 分钟内完成。

上述四个穴位需要联合起来推拿，建议每天早晚各推拿 1 遍，手法要轻柔，一般的发热连续推 3 天就能见效。如果在调理过程中，体温持续超过 38.5℃，就要立刻到医院诊治。

给发热的孩子物理降温，有什么简单方法？

将孩子衣物解开，用温水擦拭全身，重点擦拭颈部、腋下、肘部、腹股沟处等皮肤皱褶处。每次擦拭 10 分钟以上。还可以直接给孩子洗温水澡。

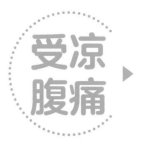

受凉
腹痛 ▶

腹痛是孩子较为常见的病症，表现为下腹、脐周发生不同程度的疼痛，常伴有烦躁、哭闹不安等。引起腹痛的原因很多，受凉就是一个主要原因。受凉引起的腹痛，主要表现为：腹内隐隐作痛，腹部怕冷喜暖，手脚冰凉。推拿调理以温补脾胃为主。

推拿 治疗方法	补脾经 100 次 ➡	揉板门 100 次 ➡	揉中脘 100 次 ➡	揉关元 50 次

特效推拿方

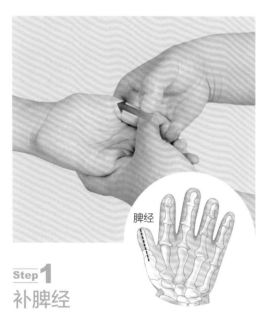

脾经

Step 1
补脾经

[原理] 温补脾胃，调理因脾胃虚寒导致的腹痛。

[取穴] 拇指桡侧缘指尖到指根成一直线。

[操作] 用拇指指腹从孩子拇指指尖向指根方向直推脾经 100 次。

[频率] 1 分钟内完成。

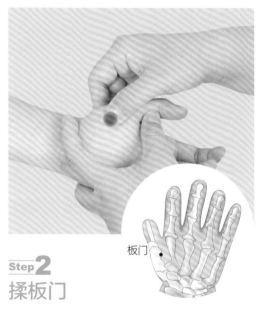

板门

Step 2
揉板门

[原理] 健脾和胃，理气止痛，缓解虚寒腹痛。

[取穴] 手掌大鱼际中央最高点。

[操作] 用拇指指端揉板门穴 100 次。

[频率] 1 分钟内完成。

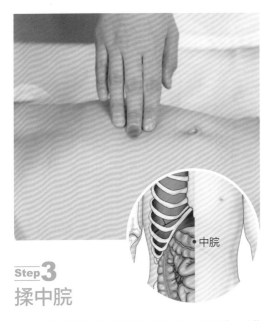

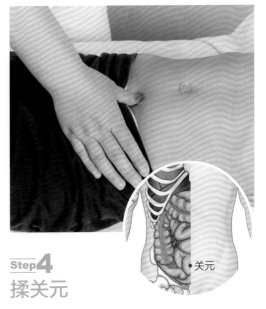

Step 3
揉中脘

[原理] 调治孩子腹痛腹胀、呕吐、泄
　　　泻、食欲缺乏等症状。

[取穴] 肚脐上4寸，当剑突下至脐连线
　　　的中点。

[操作] 用中指指端揉中脘穴100次。

[频率] 1分钟内完成。

Step 4
揉关元

[原理] 补肾固本，祛除腹内寒气，缓解
　　　腹痛。

[取穴] 位于脐下3寸。

[操作] 用拇指指端揉关元穴50次。

[频率] 1分钟内完成。

　　当孩子出现腹部冷痛症状时，上述四个穴位联合起来推拿1~2遍，孩子脾胃得到温暖，腹痛就会缓解。

平时在生活中，如何避免孩子的脾胃受到损伤？

　　孩子的脾胃还没有发育完全，如果常吃寒凉的食物就容易导致脾胃虚弱，引起腹胀、腹泻。

　　很多家长怕孩子吃不饱，一个劲儿地喂孩子，这样也很容易伤害孩子脾胃。

特效食疗方

薯蓣粥：
健脾暖胃，止腹痛

　　该方出自中医大家张锡纯，薯蓣也就是山药。用山药500克碾成粉，每次用30克山药粉，调入适量凉水，慢火熬煮，不停地用筷子搅动成糊状即成。时常给孩子食用，对调理脾胃十分有效。

腹泻

扫一扫，看视频

脾虚泻

有一些孩子爱拉肚子，腹泻多发生在吃饭之后，症状时轻时重，反复发作，也没有明显诱因，到医院检查也很难查出病因，常令家长手足无措，这种腹泻往往是脾虚造成的。中医认为，孩子脾虚，运化不好，就容易餐后腹泻。这样，营养物质不能被消化吸收，孩子的生长发育会受到很大影响，不但瘦弱，面色不好，个头也矮，智力发育也受影响。若将脾胃调理好，孩子就会精神许多。经常腹泻的孩子，往往面色发黄，瘦小，肌肉松、不结实，手脚冰凉，精神状态不佳。推拿调理以强健脾胃为主。

推拿治疗方法	补脾经100次 ➡	补胃经100次 ➡	补大肠100次 ➡	摩腹300次 ➡	按揉足三里50次

特效推拿方

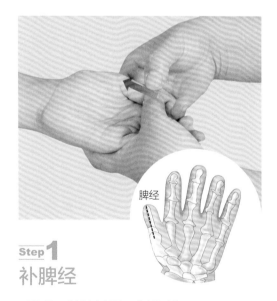

脾经

Step 1 补脾经

[原理] 健脾益胃，化湿止泻。

[取穴] 拇指桡侧缘指尖到指根成一直线。

[操作] 用拇指指腹从孩子拇指尖向指根方向直推脾经100次。

[频率] 1分钟内完成。

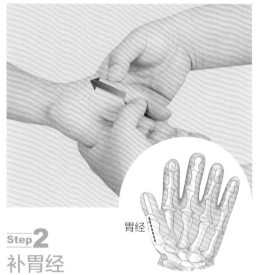

胃经

Step 2 补胃经

[原理] 补脾胃，止腹泻。

[取穴] 拇指第一掌骨桡侧缘。

[操作] 用拇指指腹从孩子拇指根直推向大鱼际外侧缘掌根处100次。

[频率] 1分钟内完成。

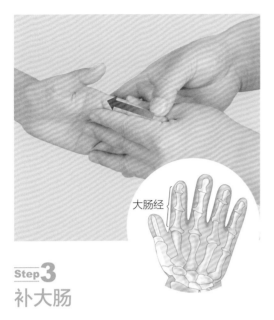

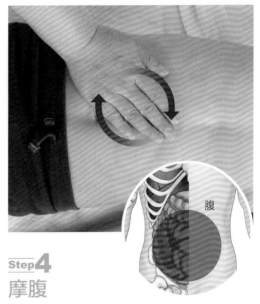

Step 3
补大肠

[原理] 调理大肠，改善腹泻。

[取穴] 食指桡侧缘，从食指尖到虎口成一条直线。

[操作] 用拇指指腹从孩子食指桡侧缘指尖直推向虎口 100 次。

[频率] 1 分钟内完成。

Step 4
摩腹

[原理] 调节肠腑，止腹泻。

[取穴] 腹部。

[操作] 将除拇指外的四指并拢，贴于孩子腹部，掌摩腹部 300 次。

[频率] 5 分钟内完成。

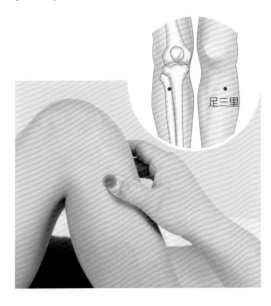

Step 5
按揉足三里

[原理] 健脾和胃，止泻。

[取穴] 外膝眼下 3 寸，胫骨前嵴外 1 横指处，左右各一穴。

[操作] 用拇指指腹按揉足三里穴 50 次。

[频率] 1 分钟内完成。

　　上述五个穴位需要联合起来推拿，建议每天早晚各推拿 1 遍，手法要轻柔，经常推拿就能增强孩子脾胃功能，从根本上调理腹泻。

湿热泻

　　湿热腹泻是肠道感染中最常见的类型，多发于夏秋之交。主要因环境中的湿热疫毒之气侵及肠胃，大肠传导和转化食物糟粕的功能失常而发生腹泻。孩子腹痛伴有泄泻，大便急，伴发热口渴，小便短少。推拿调理以清热利湿、止泻为主。

推拿治疗方法	清脾经 100 次 ▶	清大肠 100 次 ▶	退六腑 20 次 ▶	推下七节骨 100 次

特效推拿方

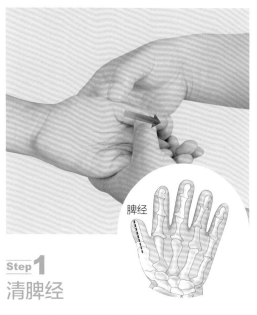

脾经

Step 1
清脾经

[原理] 清热利湿，止泻。

[取穴] 拇指桡侧缘指尖到指根成一直线。

[操作] 用拇指指腹从孩子拇指根向指尖方向直推脾经 100 次。

[频率] 1 分钟内完成。

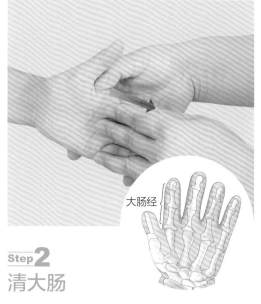

大肠经

Step 2
清大肠

[原理] 清热泻火，利湿止泻。

[取穴] 食指桡侧缘，从食指尖到虎口成一条直线。

[操作] 用拇指指腹从孩子食指桡侧缘虎口直推向食指尖 100 次。

[频率] 1 分钟内完成。

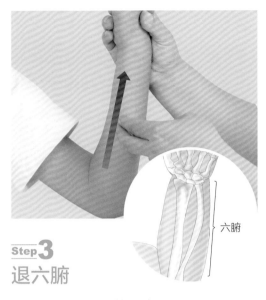

Step3
退六腑

[原理] 清脾胃湿热，止泻。

[取穴] 前臂尺侧，腕横纹至肘横纹成一直线。

[操作] 用食、中二指指腹沿着孩子的前臂尺侧（以手掌为例，靠小指一侧称为尺侧），从肘横纹处推向腕横纹处，操作20次。

[频率] 1分钟内完成。

六腑

Step4
推下七节骨

[原理] 清利湿热，止泻。

[取穴] 第四腰椎至尾骨端（长强）成一直线。

[操作] 用中指指腹自上而下直推七节骨100次。

[频率] 1分钟内完成。

七节骨

上述四个穴位需要联合起来推拿，建议每天早晚各推拿1遍，手法要轻柔，连续推2~3天就能见效。如果在推拿3天后，症状没有好转，就需要到医院就医。

夏季，给孩子推拿哪个穴位可以利湿防腹泻？

盛夏炎热，暑湿难耐，这更需要保养好孩子的脾胃，防止湿热伤脾，引起腹泻。时常给孩子按揉脾俞穴，就能起到很好的预防作用。

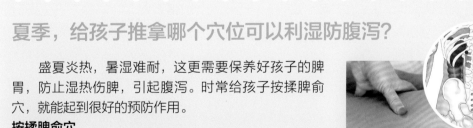

脾俞

按揉脾俞穴

[原理] 健脾祛湿，防腹泻。

[取穴] 第11胸椎棘突下，旁开1.5寸，左右各一穴。

[操作] 用两手拇指指腹按揉孩子双侧脾俞穴100次。

[频率] 1分钟内完成。

寒湿泻

寒湿侵袭孩子脾胃，也会导致腹泻，这就是所谓的寒湿泻，通常表现为肠鸣腹胀，有时疼痛，大便清稀多沫，或带腥味。出现这种情况，家长不要慌张，用推拿手法就可以温中散寒、化湿止泻。

> **推拿治疗方法** 补脾经100次 ➡ 推三关100次 ➡ 摩腹100次 ➡ 按揉足三里48次 ➡ 揉止泻穴100次

特效推拿方

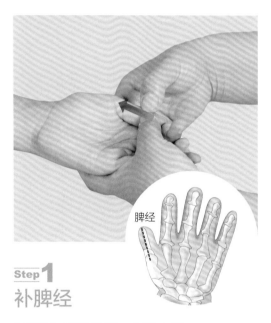

脾经

Step 1
补脾经

[原理] 健脾益胃，化湿止泻。

[取穴] 拇指桡侧缘指尖到指根成一直线。

[操作] 用拇指指腹从孩子拇指尖向指根方向直推脾经100次。

[频率] 1分钟内完成。

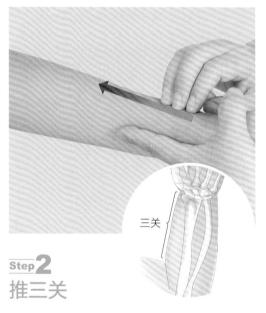

三关

Step 2
推三关

[原理] 温阳散寒，调理寒湿引起的腹泻。

[取穴] 前臂桡侧（以手掌为例，靠拇指一侧称为桡侧），腕横纹至肘横纹成一直线。

[操作] 用食、中、无名指三指并拢，自腕向肘推三关100次。

[频率] 1分钟内完成。

Tips ▶ 当发现孩子有持续时间超过半小时的严重腹部疼痛，在腹泻后仍未减轻；孩子不能进食，频繁呕吐；3天内病情不见好转，频繁排稀水样便等。出现这些情形需要及时到医院诊治。

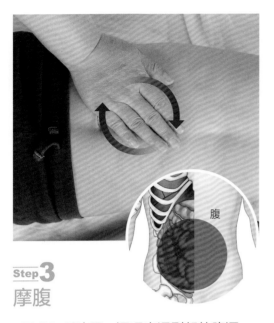

Step3
摩腹

[原理] 暖脾胃，调理寒湿引起的腹泻。

[取穴] 整个腹部。

[操作] 用除拇指外的四指或全掌顺时针摩孩子腹部100次。

[频率] 2分钟内完成。

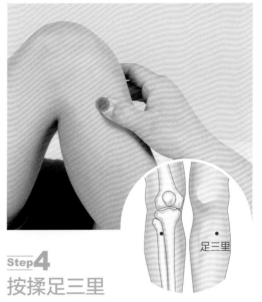

Step4
按揉足三里

[原理] 健脾胃，止腹泻。

[取穴] 外膝眼下3寸，胫骨前嵴外1横指处，左右各一穴。

[操作] 用拇指指腹按揉足三里穴48次。

[频率] 1分钟内完成。

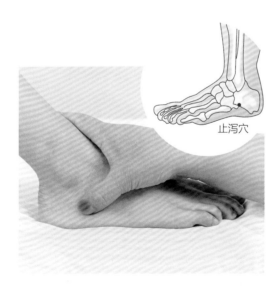

Step5
揉止泻穴

[原理] 调理肠胃，止泻。

[取穴] 位于足外踝尖向下做垂直线与赤白肉际相交处。

[操作] 用拇指指端按揉孩子止泻穴100次。

[频率] 1分钟内完成。

上述五个穴位需要联合起来推拿，建议每天早晚各推拿1遍，手法要轻柔，连续推3~5天就能见效。如果在推拿5天后，症状没有好转，就需要到医院就医。

小儿常见问题对症推拿调理

伤食泻

　　现在生活条件越来越好，伤食泻的孩子就更多了，一年四季随时都可发生。为啥孩子会出现伤食泻呢？元代大医朱丹溪在《丹溪心法·泄泻》中告诉我们："伤食泻，因饮食过多，有伤脾气，遂成泄泻。"简单说就是，吃太多，吃伤了。

　　孩子伤食泻的主要表现：近期有饮食过量或吃生冷食物而引起消化不良的情形，大便稀溏、夹有食物残渣、气味酸臭，伴有恶心、呕吐、口臭、腹胀。推拿调理以消食导滞为主。

推拿 治疗方法	清脾经 100 次	▶	揉板门 100 次	▶	清大肠 100 次	▶	揉天枢 100 次

特效推拿方

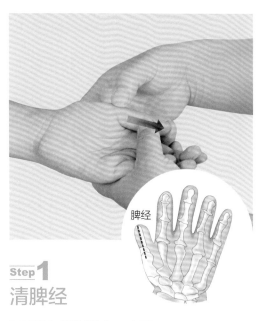

脾经

Step 1
清脾经

[原理] 健脾消食，止泻。

[取穴] 拇指桡侧缘指尖到指根成一直线。

[操作] 用拇指指腹从孩子拇指根向指尖方向直推脾经 100 次。

[频率] 1 分钟内完成。

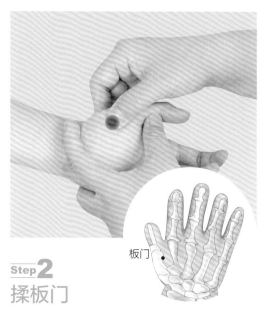

板门

Step 2
揉板门

[原理] 健脾和胃，消食止泻。

[取穴] 手掌大鱼际中央最高点。

[操作] 用拇指指端揉板门穴 100 次。

[频率] 1 分钟内完成。

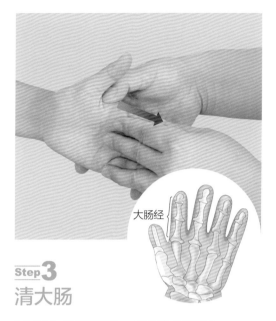

大肠经

Step3
清大肠

[原理] 清利肠腑，辅助治疗腹泻。

[取穴] 食指桡侧缘，从食指尖到虎口成一条直线。

[操作] 用拇指指腹从孩子食指桡侧缘虎口直推向食指尖100次。

[频率] 1分钟内完成。

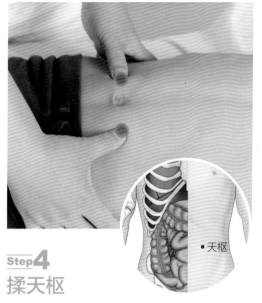

• 天枢

Step4
揉天枢

[原理] 健脾和胃，消食。

[取穴] 肚脐旁开两寸，左右各一穴。

[操作] 用两手拇指或食、中二指指腹揉双侧天枢穴100次。

[频率] 1分钟内完成。

上述四个穴位需要联合起来推拿，建议每天早晚各推拿1遍，手法要轻柔，连续推3~7天就能见效。如果在推拿7天后，症状没有好转，就需要到医院就医。

腹泻期间，给孩子吃哪些食物有利于保养脾胃？

腹泻期间，要给孩子吃清淡、易消化的食物；腹泻停止后，让孩子少量吃少渣且比较软的食物。

特效食疗方

**山楂红糖膏：
消食积，止腹泻**

把8克红糖放到锅内加热，化开后放入洗净去核的山楂，均匀搅拌；继续加热至山楂熟烂后取出，稍冷却即可食用。用时每日取30克，饭前服用。

便秘 ▶

实秘

　　小儿的便秘，通常分为两种情况：实秘和虚秘。实秘多因饮食不当、胃肠燥热引起。实秘的主要表现症状是：大便干结，如羊粪状，排便吃力，伴随腹胀、烦躁、口臭、尿黄、舌苔黄。推拿调理以泻热通便为主。

扫一扫，看视频

| 推拿
治疗方法 | 清肝经
100 次 ➡ | 清胃经
100 次 ➡ | 清大肠
100 次 ➡ | 退六腑
50 次 ➡ | 推下七节
骨 100 次 |

特效推拿方

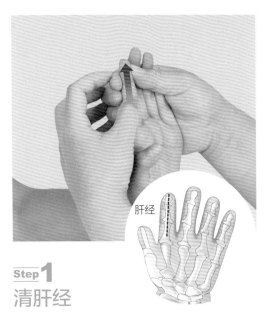
肝经

Step 1
清肝经

[原理] 清肝火，防便秘。

[取穴] 食指掌面指根到指尖成一直线。

[操作] 用拇指指腹从孩子食指根向指尖方向直推 100 次。

[频率] 1 分钟内完成。

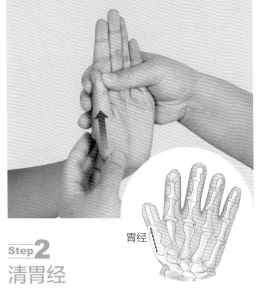
胃经

Step 2
清胃经

[原理] 清胃热，缓解便秘。

[取穴] 拇指第一掌骨桡侧缘。

[操作] 用拇指指腹从孩子大鱼际外侧缘掌根处直推向拇指根 100 次。

[频率] 1 分钟内完成。

Tips ▶　　便秘不仅仅是看几天排便一次，更重要的是看大便性状是否干硬，颜色是否发深发暗，是否有排便难的表现。如果大便颜色深，严重时呈一粒粒的羊屎状，就属明显的便秘。

孙德仁小儿推拿大图册：脾胃同养，不积食消化好

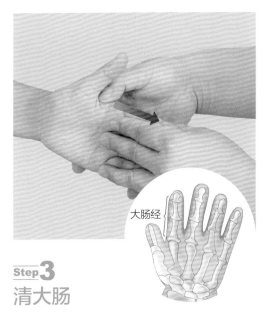

大肠经

Step 3
清大肠

[原理] 清利肠腑，调理便秘。

[取穴] 食指桡侧缘，从食指指端到虎口的一条纵向连线。

[操作] 用拇指指腹从孩子虎口直推向食指尖 100 次。

[频率] 1 分钟内完成。

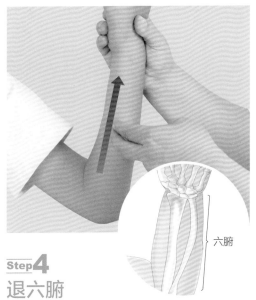

六腑

Step 4
退六腑

[原理] 清胃肠积热。

[取穴] 前臂尺侧，腕横纹至肘横纹成一直线。

[操作] 用拇指指腹或食指、中指二指指腹沿着孩子的前臂尺侧，从肘横纹处推向腕横纹处，操作 50 次。

[频率] 1 分钟内完成。

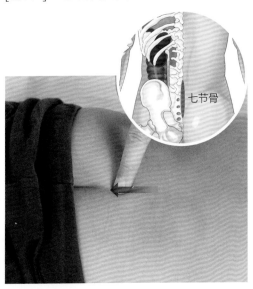

七节骨

Step 5

推下七节骨

[原理] 泻火通便。

[取穴] 第四腰椎至尾骨端（长强）成一直线。

[操作] 用拇指桡侧面或中指指腹自上而下直推七节骨 100 次。

[频率] 1 分钟内完成。

上述五个穴位需要联合起来推拿，建议每天早晚各推拿 1 遍，手法要轻柔，连续推 3~7 天就能见效。如果在推拿 7 天后，症状没有好转，就需要到医院就医。

小儿常见问题对症推拿调理

虚秘

宝宝脾胃虚弱也容易引起便秘，因为脾胃虚，运化水谷精微的能力就会变差，所以造成排便困难。主要表现症状是：面色发白，平时气短神疲、便后乏力，精神状态差，常有便意，排便时间延长，但排便乏力，用力汗出，大便性状不干硬。推拿调理以增强脾胃运化能力为主。

推拿 治疗方法	补脾经 100 次	➡	按揉外劳宫 100 次	➡	摩腹 300 次	➡	捏脊 3~5 次

特效推拿方

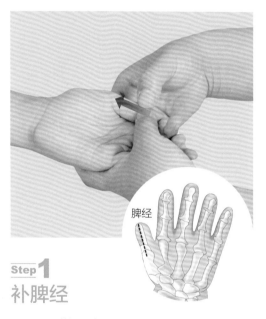

脾经

Step 1
补脾经

[原理] 增强脾胃运化能力，促进排便。

[取穴] 拇指桡侧缘指尖到指根成一直线。

[操作] 用拇指指腹从孩子拇指尖向指根方向直推脾经 100 次。

[频率] 1 分钟内完成。

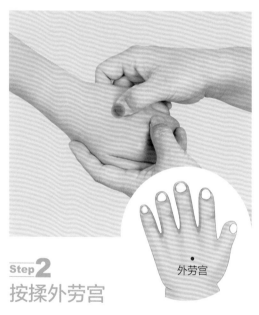

外劳宫

Step 2
按揉外劳宫

[原理] 温煦脾肾，促进排便。

[取穴] 手背，与内劳宫相对。

[操作] 用拇指指端按揉孩子外劳宫 100 次。

[频率] 1 分钟内完成。

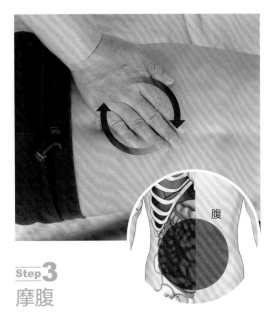

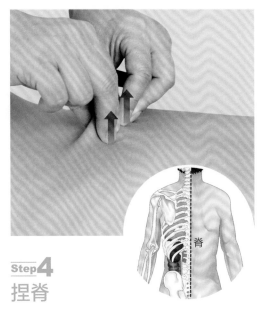

Step 3
摩腹

[原理] 通调腑气，缓解便秘。

[取穴] 整个腹部。

[操作] 用掌面或四指指面顺时针摩孩子腹部，摩 300 次。

[频率] 5 分钟内完成。

Step 4
捏脊

[原理] 增强脾胃运化功能，促进排便。

[取穴] 后背正中，整个脊柱，从大椎或后发际至尾骨的一条直线。

[操作] 用两手拇指与食指、中指二指相对用力，自下而上提捏孩子脊旁 1.5 寸处，叫捏脊。捏脊通常捏 3~5 次，每捏三下将背脊皮肤提一下，称为捏三提一法。

[频率] 3 分钟内完成。

  上述四个穴位需要联合起来推拿，建议每天早晚各推拿 1 遍，手法要轻柔，连续推 3~7 天就能见效。如果在推拿 7 天后，症状没有好转，就需要到医院就医。

如何帮助孩子养成良好的排便习惯？

  一般来说，孩子 1 岁半之后，家长就可以有意识地培养他的排便习惯了。家长可以把早餐后 1 小时作为孩子固定的排便时间。开始时，家长可以陪伴孩子排便，每次 10 分钟左右，帮助孩子渐渐养成定时如厕的习惯。如厕前可给孩子喝杯温开水或温蜂蜜水润润肠，还要注意室内温度及便盆的舒适度，以免使孩子对坐盆产生厌烦或不适感。

小儿肥胖 ▶

肥胖，是指囤积于体内的脂肪过多，超过正常体重，通常以超过同性别、同年龄或同身高儿童标准体重的20%者称为肥胖。任何年龄的孩子都可能发生肥胖，但常见于婴儿期、学龄前期及青春期。中医认为，暴饮暴食、劳逸不当等使脾胃的运化功能失常，使痰湿积聚在体内就会导致肥胖症。

推拿治疗方法	补脾经 100 次 ▶	按揉中脘 100 次 ▶	按揉天枢 100 次 ▶	捏脊 3~5 次

特效推拿方

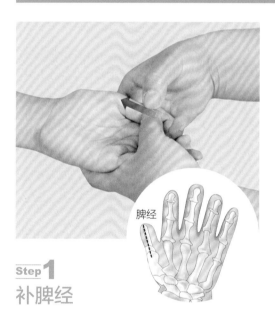

脾经

Step 1
补脾经

[原理] 健脾益气，调理痰湿积聚引起的肥胖。

[取穴] 拇指桡侧缘指尖到指根成一直线。

[操作] 用拇指指腹从孩子拇指尖向指根方向直推脾经100次。

[频率] 1分钟内完成。

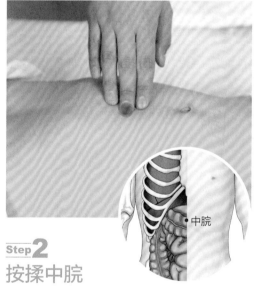

·中脘

Step 2
按揉中脘

[原理] 调理消化功能，促进新陈代谢，增强减肥功效。

[取穴] 肚脐上4寸，当剑突下至脐连线的中点。

[操作] 用中指指端按揉中脘穴100次。

[频率] 2分钟内完成。

Tips ▶ 让孩子多吃粗粮、蔬菜、豆类等富含膳食纤维的食物，有助于孩子排出体内堆积的垃圾废物，预防肥胖。

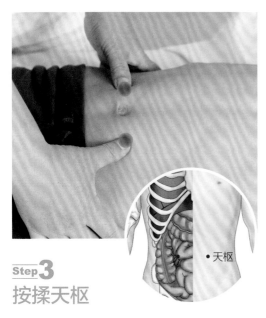

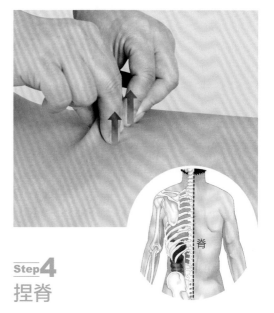

Step3
按揉天枢

[原理] 疏调大肠，理气助消化。

[取穴] 肚脐旁开两寸，左右各一穴。

[操作] 用两手拇指或食、中二指指腹按揉双侧天枢穴100次。

[频率] 1分钟内完成。

Step4
捏脊

[原理] 促进孩子脾胃消化，帮助减肥。

[取穴] 后背正中，整个脊柱，从大椎或后发际至尾椎成一直线。

[操作] 两手拇指与食、中二指相对用力，由下而上提捏脊旁1.5寸处3~5次，每捏三次向上提一次。提捏力度要适中。

[频率] 2分钟内完成。

　　上述四个穴位需要联合起来推拿，建议每天早晚各推拿1遍，手法要轻柔，长期坚持有效。

胖孩子和瘦孩子为什么都不健康？

　　瘦弱的孩子，就像"豆芽菜"，这种孩子脸色不好，睡眠也不好，身体素质也不会多么好。我们说这种孩子脾胃虚弱，比较好理解。孩子脾胃功能不好，吃进去的食物不能很好地消化吸收，自然不会胖。如果这时不注意调养脾胃，进一步发展就会出现营养不良，也就是中医说的"疳积"。至于"小胖墩"，大家可能觉得这种孩子胃口好、能吃，为何还脾胃虚弱呢？因为仅是能吃不行，还要看他吃进去能不能消化。脾胃虚弱，吃得多但不能消化，同样影响健康。

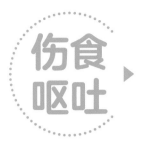

伤食呕吐 ▶

孩子喂养不当，进食过多，或者吃油腻不消化食物，都会使食物积在胃中，不能进行初步消化，脾失健运，胃气上逆则会发生呕吐情况。主要表现为：呕吐物为未消化的食物残渣，大便量多，腹部胀满。推拿调理以健脾和胃、止呕为主。

| 推拿治疗方法 | 揉板门 100 次 ▶ 清胃经 100 次 |

特效推拿方

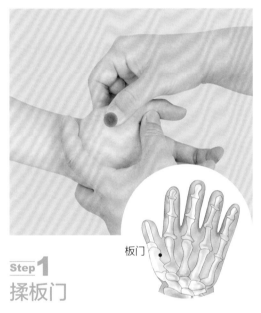

板门

Step 1
揉板门

[原理] 健脾和胃，止呕效果佳。

[取穴] 手掌大鱼际中央最高点。

[操作] 用拇指指端揉板门穴100次。

[频率] 1分钟内完成。

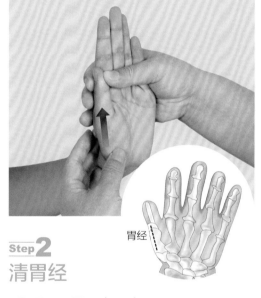

胃经

Step 2
清胃经

[原理] 和胃，止呕吐。

[取穴] 拇指第一掌骨桡侧缘。

[操作] 用拇指指腹从孩子大鱼际外侧缘掌根处直推向拇指根100次。

[频率] 1分钟内完成。

上述两个穴位需要联合起来推拿，手法要轻柔，连续推1~2遍就能见效。

小儿健脾胃
强体质推拿调理

健脾益胃

中医认为，脾胃为"气血生化之源"，是"后天之本"。脾胃虚弱会导致孩子对食物消化、吸收、转化和利用的能力下降，造成孩子营养不良、体虚、免疫力下降等，从而引发各种疾病。因此，家长用推拿的手法给孩子保养脾胃是强身健体、防治疾病的基础。

扫一扫，看视频

推拿治疗方法　补脾经100次 ➡ 清胃经50次 ➡ 摩腹100次 ➡ 捏脊3~5次 ➡ 按揉足三里30次

特效推拿方

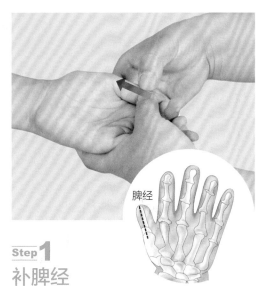

脾经

Step 1 补脾经

[原理] 可健脾胃，补气血。

[取穴] 拇指桡侧缘指尖到指根成一直线。

[操作] 用拇指指腹从孩子拇指尖向指根方向直推脾经100次。

[频率] 1分钟内完成。

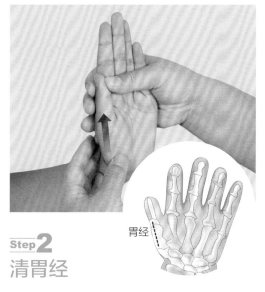

胃经

Step 2 清胃经

[原理] 清泻胃火，调理孩子脾胃不和。

[取穴] 拇指第一掌骨桡侧缘。

[操作] 用拇指指腹从孩子大鱼际外侧缘掌根处直推向拇指根50次。

[频率] 1分钟内完成。

Tips ▶ 脾胃功能的好坏影响孩子一生的健康。对中医感兴趣的家长知道，肾为先天之本，脾为后天之本。先天充足需要靠父母的给予，一出生就已经决定了；而后天养护有赖于脾对营养物质的吸收、运输和代谢。孩子生长发育好不好、体质强不强、能不能长高个，都和脾密切相关。

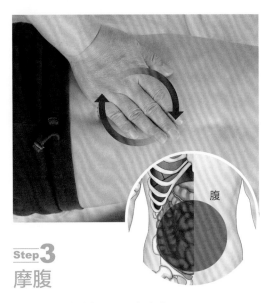

Step3
摩腹

[原理] 健脾益胃，助消化。

[取穴] 腹部。

[操作] 将掌心放在腹部，沿顺时针方向摩腹 50 次，再沿逆时针方向摩腹 50 次。

[频率] 2 分钟内完成。

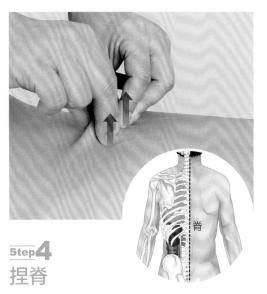

Step4
捏脊

[原理] 促进气血运行，改善脾胃功能。

[取穴] 后背正中，整个脊柱，从大椎或后发际至尾椎成一直线。

[操作] 两手拇指与食、中二指相对用力，由下而上提捏脊旁 1.5 寸处 3~5 次，每捏三次向上提一次。提捏力度要适中。

[频率] 2 分钟内完成。

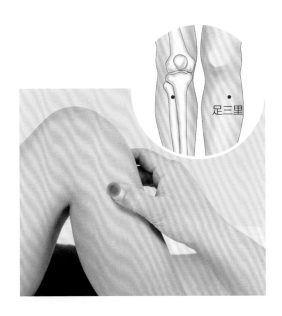

Step5
按揉足三里

[原理] 健脾和胃，促进消化。

[取穴] 外膝眼下 3 寸，胫骨前嵴外 1 横指处，左右各一穴。

[操作] 用拇指指腹按揉足三里穴 30 次。

[频率] 1 分钟内完成。

　　上述五个穴位需要联合起来推拿，建议每天早晚各推拿 1 遍，手法要轻柔；也可以根据时间平均每周推拿 3~5 遍，经常坚持就能强健孩子脾胃功能。

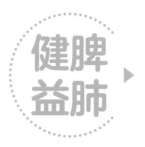

健脾益肺

中医认为，孩子很多与肺有关的问题都是饮食不当引起的。脾胃虚的时候，首先影响到肺，反过来，肺的功能正常，又能帮助脾胃维持全身气血的化生和运行。所以，父母不要等到孩子发热了、咳嗽了，再想办法；平时给孩子做做推拿调理就可以防病。

推拿治疗方法	补脾经 100 次 ▶	清肺经 100 次 ▶	揉外劳宫 100 次 ▶	拿肩井 3 次 ▶	按揉肺俞 50 次

特效推拿方

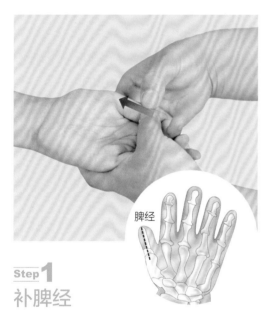

脾经

Step 1
补脾经

[原理] 健脾益胃，增强消化功能。

[取穴] 拇指桡侧缘指尖到指根成一直线。

[操作] 用拇指指腹从孩子拇指尖向指根方向直推脾经 100 次。

[频率] 1 分钟内完成。

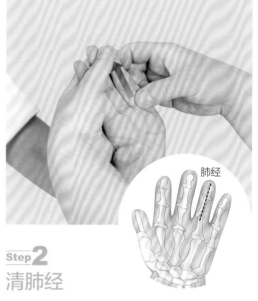

肺经

Step 2
清肺经

[原理] 宣肺清热，疏风解表，化痰止咳。

[取穴] 无名指掌面指尖到指根成一直线。

[操作] 用拇指指腹从孩子无名指根向指尖方向直推肺经 100 次。

[频率] 1 分钟内完成。

Tips ▶ 中医将人体脏腑分为金、木、水、火、土五行，其中脾属土、肺属金，而脾与肺的关系是土生金的关系。脾土不好了，肺金的功能也会跟着变差。那些脾胃不好的孩子，天稍微变凉就容易感冒发热咳嗽。

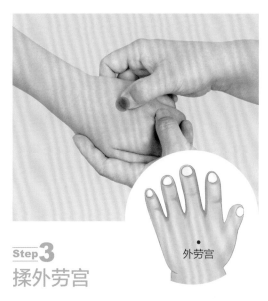

Step3
揉外劳宫

[原理] 温脾散寒，增强孩子抵抗力。

[取穴] 孩子手背第 3、4 掌骨间。

[操作] 用拇指指端按揉外劳宫 100 次。

[频率] 1 分钟内完成。

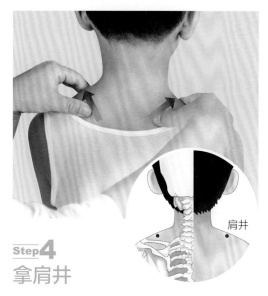

Step4
拿肩井

[原理] 疏通气血，振奋阳气，对于经常感冒的孩子有调理作用。

[取穴] 在大椎与肩峰连线的中点，肩部筋肉处。

[操作] 用两手拇指和食、中二指相对用力提拿肩井穴 3 次。

[频率] 1 分钟内完成。

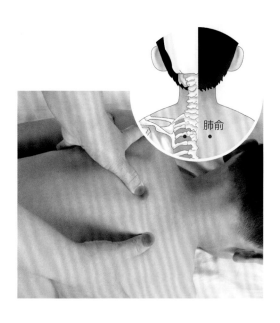

Step5
按揉肺俞

[原理] 补肺，止咳，化痰。

[取穴] 背部，第 3 胸椎棘突下，旁开1.5 寸。

[操作] 用两手拇指指端按揉双侧肺俞穴50 次。

[频率] 1 分钟内完成。

　　上述五个穴位需要联合起来推拿，建议每天早晚各推拿 1 遍，手法要轻柔；也可以根据时间平均每周推拿 3~5 遍，经常坚持就能强健孩子脾肺功能。

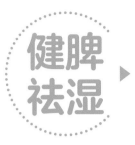

健脾祛湿 ▶

　　小儿脏腑娇嫩，冷暖不知自调，感受自然界的风、寒、暑、湿等气候变化都能够导致腹泻，尤其是湿热最为常见，从而使夏秋季节小儿腹泻发病率增高。因此，要做好预防工作，通过推拿调理清热祛湿。

推拿　清胃经 ▸ 清天河水
治疗方法　100 次　　300 次

特效推拿方

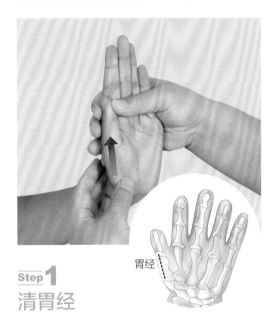

胃经

Step 1
清胃经

[原理] 清热利湿，止泻。

[取穴] 拇指第一掌骨桡侧缘。

[操作] 用拇指指腹从孩子大鱼际外侧缘掌根处直推向拇指根 100 次。

[频率] 1 分钟内完成。

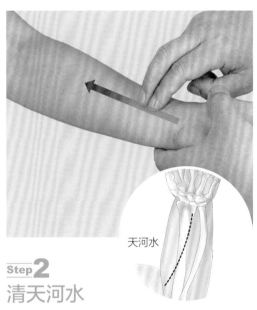

天河水

Step 2
清天河水

[原理] 清热解表，泻火止泻。

[取穴] 前臂正中，总筋至曲泽（腕横纹至肘横纹）成一直线。

[操作] 用食、中二指指腹自腕向肘推 300 次。

[频率] 每分钟推 100 次左右，3 分钟内完成。

　　上述两个穴位需要联合起来推拿，建议每天早晚各推拿 1 遍，手法要轻柔；也可以根据时间平均每周推拿 3~5 遍，经常坚持就能强健孩子脾胃的运化水湿功能。